SOMMAIRE

INTRODUCTION

PRESENTATION DU CONCEPT DE MINDFUL EATING

Le concept de Mindful Eating est une pratique de pleine conscience qui consiste à manger en étant pleinement conscient de son expérience sensorielle et de son état émotionnel. Il s'agit de prendre le temps de savourer chaque bouchée, de ressentir la texture, la saveur et l'odeur de la nourriture, tout en étant attentif à son corps et à ses signaux de faim et de satiété. Cette pratique peut être utilisée pour aider à perdre du poids, améliorer la digestion, réduire le stress et favoriser une relation saine avec la nourriture.

Le Mindful Eating se différencie de l'alimentation intuitive, qui se concentre davantage sur la réponse du corps à la faim et à la satiété. Avec le Mindful Eating, l'accent est mis sur la pleine conscience de chaque moment de la prise alimentaire, de l'environnement et des émotions qui l'accompagnent.

Cette pratique peut aider à reprogrammer les habitudes alimentaires, en éliminant les comportements compulsifs tels que le grignotage, le manger émotionnel et les régimes extrêmes. En cultivant une attitude de curiosité, d'ouverture et de bienveillance envers soi-même, on peut apprendre à savourer la nourriture de manière consciente, tout en écoutant son corps et ses besoins nutritionnels.

Le Mindful Eating est accessible à tous, quel que soit le régime alimentaire, la culture ou le mode de vie. Cette pratique ne nécessite pas de compétences particulières ou d'équipement, et peut être pratiquée n'importe où, à tout moment. En développant une relation consciente et respectueuse avec la nourriture, on peut améliorer sa santé globale, son bien-être émotionnel et sa satisfaction de vivre.

LES AVANTAGES DE LA PRATIQUE DE LA PLEINE CONSCIENCE POUR LA PERTE DE POIDS

1. Réduction de la suralimentation : La pratique de la pleine conscience peut aider à réduire la suralimentation en aidant les gens à être plus conscients de leurs signaux de faim et de satiété. Les personnes qui mangent en pleine conscience sont plus à même de reconnaître quand elles ont suffisamment mangé, ce qui peut les aider à éviter de manger plus que ce dont leur corps a besoin.

2. Réduction du stress : Le stress peut être un facteur qui contribue à la prise de poids. La pratique de la pleine conscience peut aider à réduire le stress en aidant les gens à gérer leurs émotions de manière plus efficace. Les personnes qui sont moins stressées ont tendance à avoir une meilleure gestion de leur alimentation et de leur poids.

3. Amélioration de la digestion : La pratique de la pleine conscience peut améliorer la digestion en aidant à réduire le stress et l'anxiété, qui peuvent causer des problèmes digestifs. Elle peut également aider à augmenter la conscience de la mastication et de la digestion, ce qui peut contribuer à une meilleure absorption des nutriments.

4. Meilleure alimentation : La pratique de la pleine conscience peut aider les gens à être plus conscients de leur alimentation, en leur permettant de se concentrer sur la qualité des aliments qu'ils consomment. Les personnes qui mangent en pleine conscience ont tendance à faire des choix plus sains et à être plus conscientes des quantités qu'elles mangent.

5. Changement de comportement : La pratique de la pleine conscience peut aider à changer les comportements alimentaires en aidant les gens à devenir plus conscients de leurs habitudes alimentaires. Elle peut également aider à réduire les comportements compulsifs liés à l'alimentation, ce qui peut contribuer à une perte de poids durable.

En résumé, la pratique de la pleine conscience peut offrir de nombreux avantages pour la perte de poids, en aidant les gens à être plus conscients de leurs signaux de faim et de satiété, à réduire le stress, à améliorer la digestion, à faire des choix alimentaires plus sains et à changer les comportements alimentaires.

COMMENT CE LIVRE PEUT VOUS AIDER A ATTEINDRE VOS OBJECTIFS DE PERTE DE POIDS

Le livre « Mindful Eating : Comment manger en pleine conscience pour perdre du poids » peut être un outil précieux pour aider les lecteurs à atteindre leurs objectifs de perte de poids. Voici comment le livre peut les aider :

1. Enseignement des principes fondamentaux : Le livre fournit une base solide pour comprendre les principes fondamentaux du Mindful Eating. Il explique comment la pratique de la pleine conscience peut aider à réguler l'appétit, à réduire les envies de nourriture, à améliorer la digestion et à réduire le stress. Le livre fournit également des informations sur les émotions liées à l'alimentation et comment la pleine conscience peut aider à les gérer.

2. Conseils pratiques : Le livre fournit des conseils pratiques sur la manière de manger en pleine conscience, de choisir des aliments sains et de faire face aux défis courants de la perte de poids. Il explique comment préparer des repas sains, comment éviter les fringales et comment gérer les tentations alimentaires.

3. Exercices de pleine conscience : Le livre fournit des exercices de pleine conscience qui peuvent aider les lecteurs à améliorer leur pratique. Ces exercices peuvent aider à cultiver l'attention, à se concentrer sur les sensations alimentaires et à développer la conscience de soi. Les exercices peuvent également aider à réduire le stress et à améliorer la qualité de vie.

4. Perspective holistique : Le livre adopte une approche holistique pour la perte de poids, en abordant les aspects physiques, émotionnels et mentaux de la santé. Il aide les lecteurs à comprendre l'importance de l'équilibre dans leur vie et comment l'alimentation en pleine conscience peut les aider à atteindre cet équilibre.

En résumé, le livre « Mindful Eating : Comment manger en pleine conscience pour perdre du poids » peut aider les lecteurs à atteindre leurs objectifs de perte de poids en leur fournissant des connaissances solides, des conseils pratiques, des exercices de pleine conscience et une perspective holistique sur la santé.

Présentation de l'auteur et de son expérience personnelle

Bonjour, je m'appelle Eden et je suis l'auteure de ce livre sur la pleine conscience en alimentation. Pendant de nombreuses années, j'ai lutté contre des problèmes de poids et une relation difficile avec la nourriture. J'ai essayé tous les régimes à la mode et les programmes de perte de poids, mais rien ne semblait fonctionner à long terme. C'est alors que j'ai découvert la pratique de la pleine conscience et son impact sur la manière dont nous mangeons. Grâce à cette pratique, j'ai appris à être plus consciente de mes choix alimentaires, à reconnaître les signaux de faim et de satiété de mon corps et à manger avec une intention plus claire.

Au fil du temps, j'ai développé une relation plus saine et plus équilibrée avec la nourriture, et j'ai commencé à voir des résultats durables dans ma santé et mon bien-être global. J'ai décidé d'écrire ce livre pour partager mes connaissances et aider les autres à découvrir les avantages de la pleine conscience en matière d'alimentation.

En tant que coach certifiée en pleine conscience et en nutrition, j'accompagne les gens dans leur voyage vers une vie plus saine et plus consciente. Ma passion pour la pleine conscience et l'alimentation m'a permis de découvrir une nouvelle façon de vivre, et j'espère pouvoir inspirer d'autres personnes à faire de même.

En tant que nutritionniste et coach en bien-être, j'ai passé des années à aider les gens à atteindre leurs objectifs de santé grâce à une alimentation consciente et à d'autres pratiques. J'ai vu l'impact incroyable que de petits changements dans les habitudes alimentaires peuvent avoir sur la santé et le bien-être en général. Mais j'ai aussi vu les luttes auxquelles les gens sont confrontés pour faire ces changements, c'est pourquoi j'ai écrit ce livre.

Je crois que tout le monde a le potentiel de vivre une vie saine et épanouissante, mais il peut être difficile de savoir par où commencer. Mon objectif avec ce livre est de fournir un guide pratique et accessible pour manger consciencieusement, qui est un outil puissant pour améliorer votre relation avec la nourriture et votre corps. En m'appuyant sur ma propre expérience personnelle et mon expertise professionnelle, je propose des conseils et des stratégies pour intégrer la pleine conscience dans vos habitudes alimentaires, ainsi que des conseils pour relever les défis qui peuvent survenir en cours de route.

Je sais de première main à quel point cette pratique peut être transformatrice, et je suis ravie de la partager avec vous. Que vous cherchiez à perdre du poids, à améliorer votre digestion ou simplement à vous sentir plus présent et connecté pendant les repas, ce livre est pour vous.

DEFINITION DE LA PLEINE CONSCIENCE

La pleine conscience est une pratique de méditation qui consiste à être pleinement conscient et attentif à l'instant présent, en portant une attention particulière aux sensations, aux pensées et aux émotions qui se présentent, sans jugement ni critique. Cette pratique a ses racines dans la tradition bouddhiste, mais elle a été adoptée dans de nombreux contextes non religieux, notamment dans le domaine de la santé mentale.

La pleine conscience peut être pratiquée en s'asseyant en silence et en se concentrant sur la respiration, en marchant en pleine conscience en étant attentif à chaque pas, ou même en mangeant en pleine conscience en se concentrant sur chaque bouchée. Elle peut être pratiquée à tout moment de la journée et dans n'importe quelle situation.

La pleine conscience est un état mental qui permet de rester présent et conscient de chaque instant, en évitant les distractions mentales qui peuvent nous éloigner de l'instant présent. Elle peut aider à réduire le stress, à améliorer la concentration, à augmenter la résilience émotionnelle et à favoriser la régulation des émotions. Elle peut également aider à améliorer les relations interpersonnelles, en aidant à être plus attentif et empathique envers les autres.

En résumé, la pleine conscience est une pratique de méditation qui consiste à être pleinement conscient et attentif à l'instant présent, sans jugement ni critique. Elle peut offrir de nombreux avantages pour la santé mentale et émotionnelle.

LES BIENFAITS DE LA PLEINE CONSCIENCE POUR LA SANTE MENTALE ET PHYSIQUE

La pratique de la pleine conscience peut avoir de nombreux bienfaits pour la santé mentale et physique en relation avec la perte de poids. En adoptant une alimentation en pleine conscience, les lecteurs peuvent améliorer leur qualité de vie, leur santé mentale et leur bien-être physique, et par conséquent favoriser leur perte de poids. Voici quelques-uns des bienfaits de la pleine conscience pour la santé mentale et physique en relation avec la perte de poids :

1. Une alimentation plus attentive et consciente : La pratique de la pleine conscience peut aider à être plus conscient de ce que l'on mange, à ralentir le rythme de l'alimentation et à savourer chaque bouchée. Cela peut aider à manger moins, à ressentir plus rapidement la satiété et à éviter les excès alimentaires.

2. Une meilleure gestion des émotions liées à l'alimentation : La pratique de la pleine conscience peut aider à mieux comprendre les émotions liées à l'alimentation et à mieux gérer les comportements alimentaires émotionnels, tels que manger en réponse au stress, à l'ennui ou à la tristesse. En étant conscient de ces émotions, on peut choisir des comportements plus sains et plus appropriés pour faire face aux émotions.

3. La réduction du stress et de l'anxiété : La pratique de la pleine conscience peut aider à réduire le stress et l'anxiété en favorisant la relaxation et la régulation émotionnelle. Cela peut aider à éviter les comportements alimentaires impulsifs et à améliorer la qualité du sommeil.

4. La perte de poids durable : La pratique de la pleine conscience peut aider à développer une alimentation plus saine et plus durable à long terme, plutôt que de se concentrer sur des régimes restrictifs à court terme. Elle peut aider à cultiver une attitude de bienveillance envers soi-même et à éviter les jugements négatifs sur le poids ou l'alimentation. En somme, la pleine conscience peut offrir de nombreux bienfaits pour la santé mentale et physique en relation avec la perte de poids. En adoptant une alimentation en pleine conscience, les lecteurs peuvent améliorer leur qualité de vie, leur santé mentale et leur bien-être physique, ce qui peut les aider à atteindre leurs objectifs de perte de poids de manière durable et saine.

COMMENT PRATIQUER LA PLEINE CONSCIENCE

Dans le contexte de la perte de poids, la pratique de la pleine conscience peut aider à adopter une alimentation plus consciente et attentive, mais il peut être difficile de savoir par où commencer. Voici quelques conseils pratiques pour aider les lecteurs à pratiquer la pleine conscience dans leur vie quotidienne :

1. Prendre le temps de s'asseoir et de se concentrer sur sa respiration : Prendre quelques minutes pour s'asseoir et se concentrer sur sa respiration peut aider à se détendre et à se centrer. Cela peut être fait n'importe où, à tout moment de la journée, que ce soit au travail, à la maison ou ailleurs.

2. Manger lentement et en étant attentif : En mangeant lentement et en étant attentif à ce que l'on mange, on peut mieux apprécier la nourriture et ressentir plus rapidement la satiété. Il peut être utile de mettre les couverts entre chaque bouchée et de mâcher lentement.

3. Être présent dans l'instant : Il est important de se concentrer sur l'instant présent et d'être attentif à ses pensées, ses sentiments et ses sensations corporelles. Cela peut aider à éviter de manger de manière compulsive ou émotionnelle.

4. Éviter les distractions : Il est important de minimiser les distractions pendant les repas, comme regarder la télévision ou utiliser son téléphone portable. Cela peut aider à être plus attentif à la nourriture et à manger de manière plus consciente.

5. Pratiquer régulièrement : Comme toute compétence, la pratique de la pleine conscience s'améliore avec le temps et la pratique. Il est important de s'engager à pratiquer régulièrement, que ce soit en méditant, en mangeant en pleine conscience ou en étant simplement attentif à ses pensées et ses sentiments tout au long de la journée.

En résumé, la pratique de la pleine conscience peut aider à adopter une alimentation plus consciente et attentive, mais cela nécessite une certaine pratique et un engagement régulier. Les lecteurs peuvent commencer par des activités simples comme se concentrer sur leur respiration ou manger lentement et attentivement, puis progresser vers une pratique plus régulière et plus avancée.

Les conséquences d'une alimentation déséquilibrée

L'alimentation déséquilibrée peut avoir des effets néfastes sur la santé physique et mentale. En effet, une alimentation riche en graisses saturées, en sucre et en sel peut entraîner des problèmes de santé tels que l'obésité, l'hypertension artérielle, le diabète de type 2, les maladies cardiovasculaires et même certains cancers.

De plus, l'alimentation déséquilibrée peut également affecter la santé mentale. Des études ont montré que les personnes qui consomment régulièrement des aliments transformés, riches en sucre et en graisses, ont un risque accru de dépression et d'anxiété. Une alimentation saine et équilibrée, en revanche, est associée à une meilleure santé mentale et à une amélioration de l'humeur.

Il est donc important de comprendre comment les choix alimentaires peuvent affecter la santé et de travailler à adopter une alimentation équilibrée et saine.

Le livre « Mindful Eating » peut aider les lecteurs à comprendre les principes d'une alimentation saine et à apprendre à mieux écouter les signaux de leur corps pour éviter les excès ou les carences. En pratiquant la pleine conscience en mangeant, il est possible de savourer les aliments de manière consciente, de manger plus lentement, de reconnaître les signaux de satiété et de faire des choix alimentaires plus équilibrés et nourrissants.

Chapitre 2 : Comprendre votre relation avec la nourriture

Identifier les emotions qui influencent votre comportement alimentaire

Les émotions peuvent jouer un rôle important dans notre comportement alimentaire. Il est fréquent de manger pour répondre à des émotions négatives telles que le stress, l'anxiété, la tristesse ou la solitude. Identifier les émotions qui influencent notre comportement alimentaire est donc un aspect important de la pleine conscience appliquée à la perte de poids.

Pour identifier les émotions qui influencent votre comportement alimentaire, il peut être utile de tenir un journal alimentaire et d'y noter également les émotions ressenties avant, pendant et après les repas.

Cela peut aider à repérer les tendances et les schémas dans le comportement alimentaire et à prendre conscience des émotions qui y sont associées.

Il est également important de prêter attention aux signaux corporels qui indiquent la faim et la satiété. Souvent, nous pouvons confondre la faim physique avec la faim émotionnelle ou l'envie de manger. En écoutant notre corps et en étant attentif à nos sensations corporelles, nous pouvons mieux comprendre nos besoins alimentaires réels.

Enfin, il peut être utile de développer des stratégies pour faire face aux émotions négatives sans recourir à la nourriture. Cela peut inclure des activités telles que la méditation, l'exercice physique, la lecture, la musique ou la conversation avec un ami. En étant attentif à nos émotions et en développant des stratégies saines pour y faire face, nous pouvons mieux contrôler notre comportement alimentaire et travailler vers notre objectif de perte de poids.

Les différentes raisons pour lesquelles nous mangeons (faim, ennui, stress, etc.)

Nous mangeons pour diverses raisons, et il est important de comprendre ces raisons afin de pratiquer la pleine conscience et contrôler notre comportement alimentaire.

La faim est bien sûr la raison la plus évidente pour laquelle nous mangeons. Lorsque nous avons faim, notre corps a besoin de nourriture pour fonctionner correctement. Cependant, il est facile de confondre la faim physique avec la faim émotionnelle. La faim émotionnelle est souvent liée à des émotions telles que l'ennui, le stress, la tristesse ou l'anxiété.

L'ennui peut également être une raison pour laquelle nous mangeons. Lorsque nous n'avons rien à faire ou que nous nous ennuyons, nous pouvons chercher des aliments pour nous distraire ou nous donner une sensation de plaisir.

Le stress peut également nous pousser à manger, car certains aliments peuvent aider à réguler les hormones du stress et à nous sentir plus calmes. Cependant, cela peut facilement devenir un comportement alimentaire compulsif si nous ne sommes pas attentifs à nos émotions et à nos signaux corporels.

Les habitudes alimentaires et les routines peuvent également influencer notre comportement alimentaire. Par exemple, si nous avons l'habitude de manger des collations en regardant la télévision, cela peut devenir un comportement alimentaire automatique qui ne dépend pas de la faim ou des besoins nutritionnels réels.

En comprenant les différentes raisons pour lesquelles nous mangeons, nous pouvons être plus attentifs à nos émotions, nos signaux corporels et nos comportements alimentaires. La pratique de la pleine conscience peut nous aider à développer une relation plus saine avec la nourriture en nous aidant à identifier les signaux de faim et de satiété, en repérant les tendances dans notre comportement alimentaire et en apprenant à faire face aux émotions négatives sans recourir à la nourriture.

COMMENT REPERER LES SIGNAUX DE FAIM ET DE SATIETE DE VOTRE CORPS

Nous mangeons pour diverses raisons, et il est important de comprendre ces raisons afin de pratiquer la pleine conscience et contrôler notre comportement alimentaire.

La faim est bien sûr la raison la plus évidente pour laquelle nous mangeons. Lorsque nous avons faim, notre corps a besoin de nourriture pour fonctionner correctement. Cependant, il est facile de confondre la faim physique avec la faim émotionnelle. La faim émotionnelle est souvent liée à des émotions telles que l'ennui, le stress, la tristesse ou l'anxiété.

L'ennui peut également être une raison pour laquelle nous mangeons. Lorsque nous n'avons rien à faire ou que nous nous ennuyons, nous pouvons chercher des aliments pour nous distraire ou nous donner une sensation de plaisir.

Le stress peut également nous pousser à manger, car certains aliments peuvent aider à réguler les hormones du stress et à nous sentir plus calmes. Cependant, cela peut facilement devenir un comportement alimentaire compulsif si nous ne sommes pas attentifs à nos émotions et à nos signaux corporels.

Les habitudes alimentaires et les routines peuvent également influencer notre comportement alimentaire. Par exemple, si nous avons l'habitude de manger des collations en regardant la télévision, cela peut devenir un comportement alimentaire automatique qui ne dépend pas de la faim ou des besoins nutritionnels réels.

En comprenant les différentes raisons pour lesquelles nous mangeons, nous pouvons être plus attentifs à nos émotions, nos signaux corporels et nos comportements alimentaires. La pratique de la pleine conscience peut nous aider à développer une relation plus saine avec la nourriture en nous aidant à identifier les signaux de faim et de satiété, en repérant les tendances dans notre comportement alimentaire et en apprenant à faire face aux émotions négatives sans recourir à la nourriture.

COMMENT MANGER LENTEMENT ET EN PLEINE CONSCIENCE

Manger lentement et en pleine conscience peut être un moyen efficace de développer une relation plus saine avec la nourriture et de perdre du poids. Voici quelques techniques que vous pouvez utiliser pour manger lentement et en pleine conscience :

1. Prenez le temps de mâcher chaque bouchée : Mâcher chaque bouchée de nourriture lentement et consciemment peut vous aider à mieux apprécier la nourriture et à la savourer pleinement. Cela peut également vous aider à ressentir plus rapidement les signaux de satiété.

2. Évitez les distractions : Évitez de manger en regardant la télévision, en lisant ou en utilisant votre téléphone. Ces distractions peuvent interférer avec votre capacité à manger lentement et consciemment.

3. Utilisez tous vos sens : Prenez le temps d'apprécier la nourriture avec tous vos sens. Regardez les couleurs et les textures, sentez les arômes, écoutez les sons et savourez le goût.

4. Posez votre fourchette entre chaque bouchée : Poser votre fourchette sur la table entre chaque bouchée peut vous aider à ralentir votre rythme de manger et à manger plus consciemment.

5. Écoutez les signaux de votre corps : Soyez à l'écoute des signaux de faim et de satiété de votre corps. Prenez le temps de ressentir les sensations physiques associées à la nourriture et aux signaux de satiété. Manger lentement et en pleine conscience peut vous aider à mieux apprécier la nourriture et à développer une relation plus saine avec celle-ci. En prenant le temps de manger consciemment, vous pouvez réduire la suralimentation et favoriser la perte de poids sur le long terme.

Comment savourer chaque bouchée de nourriture

Savourer chaque bouchée de nourriture est un aspect important de la pratique de la pleine conscience en matière d'alimentation. Voici quelques techniques que vous pouvez utiliser pour savourer chaque bouchée de nourriture :

1. Prenez le temps d'apprécier la nourriture : Prenez quelques instants pour apprécier la nourriture avant de la mettre dans votre bouche. Regardez la couleur et la texture de la nourriture, sentez les arômes et appréciez la beauté de chaque bouchée.

2. Mâchez lentement : Mâcher chaque bouchée lentement et consciemment peut vous aider à apprécier pleinement la nourriture. Prenez le temps de sentir la texture de la nourriture dans votre bouche et de savourer chaque saveur.

3. Écoutez votre corps : Soyez à l'écoute des signaux de faim et de satiété de votre corps. Cela peut vous aider à mieux apprécier la nourriture et à éviter de manger en excès.

4. Soyez présent : Soyez pleinement présent pendant que vous mangez, en évitant les distractions telles que la télévision, le téléphone ou la lecture. Cela peut vous aider à apprécier pleinement la nourriture et à être plus conscient de votre consommation.

5. Essayez de nouvelles saveurs : Essayez de nouvelles saveurs et expériences culinaires pour élargir vos horizons et mieux apprécier la nourriture.
En savourant chaque bouchée de nourriture, vous pouvez améliorer votre relation avec la nourriture et apprécier davantage les repas. Cela peut également vous aider à éviter la suralimentation et à perdre du poids de manière plus durable.

COMMENT APPRECIER LES COULEURS, LES ODEURS ET LES TEXTURES DES ALIMENTS

Apprécier les couleurs, les odeurs et les textures des aliments peut aider à renforcer la pratique de la pleine conscience en matière d'alimentation. Voici quelques astuces pour apprécier pleinement les sensations que procurent les aliments :

1. Les couleurs : Les fruits et les légumes présentent une variété de couleurs qui peuvent égayer un plat et stimuler l'appétit. Prenez le temps de regarder attentivement les couleurs vives de vos aliments et de les apprécier visuellement avant de les manger. Vous pouvez également expérimenter en combinant différentes couleurs pour ajouter de la variété et du plaisir à vos repas.

2. Les odeurs : L'odorat est un sens puissant qui peut susciter des souvenirs et des émotions. Prenez le temps de sentir les arômes de vos aliments avant de les manger. Fermez les yeux, sentez les odeurs et essayez d'identifier les ingrédients et les saveurs. Vous pouvez également vous entraîner à identifier les odeurs de vos aliments préférés pour mieux les apprécier.

3. Les textures : Les textures des aliments peuvent ajouter de la variété et du plaisir à un repas. Prenez le temps de ressentir la texture de chaque bouchée en la mâchant lentement. Notez la texture et la sensation en bouche, est-ce que c'est croquant, fondant, moelleux ? Essayez de vous concentrer sur la texture des aliments et expérimentez des textures différentes pour ajouter de la variété à vos repas.

En pratiquant la pleine conscience en appréciant les couleurs, les odeurs et les textures des aliments, vous pouvez augmenter votre appréciation et votre plaisir en mangeant. Cela peut vous aider à éviter de manger de manière automatique, à mieux savourer vos repas, et à vous sentir plus satisfait après avoir mangé.

COMMENT CULTIVER UNE RELATION SAINE ET CONSCIENTE AVEC LA NOURRITURE

Cultiver une relation saine et consciente avec la nourriture peut aider à améliorer votre santé et votre bien-être. Voici quelques astuces pour cultiver une relation saine et consciente avec la nourriture :

1. Pratiquez la pleine conscience : La pleine conscience est la pratique de l'attention et de la présence à l'instant présent. En pratiquant la pleine conscience pendant vos repas, vous pouvez vous concentrer sur votre expérience de manger, en notant les sensations de faim et de satiété, en appréciant les goûts, les odeurs et les textures des aliments. Cela peut vous aider à manger lentement, à éviter de manger de manière compulsive, et à apprécier pleinement les aliments que vous mangez.

2. Écoutez votre corps : Apprenez à écouter les signaux de faim et de satiété de votre corps. Mangez quand vous avez faim, et arrêtez de manger quand vous êtes satisfait. Évitez de manger par ennui, stress, ou pour d'autres raisons émotionnelles. En écoutant votre corps, vous pouvez éviter de manger de manière excessive, et apprendre à manger juste assez pour satisfaire votre faim.

3. Évitez les régimes restrictifs : Les régimes restrictifs peuvent être tentants, mais ils ne sont pas durables sur le long terme. Au lieu de suivre un régime strict, concentrez-vous sur la nourriture saine et équilibrée qui nourrit votre corps. Évitez les régimes qui suppriment certains groupes d'aliments, car cela peut entraîner des carences nutritionnelles et des fringales.

4. Soyez bienveillant envers vous-même : Évitez de vous juger et de vous critiquer pour ce que vous mangez. Soyez gentil envers vous-même et traitez-vous avec compassion. N'oubliez pas que la nourriture est un moyen de prendre soin de votre corps, et non un moyen de vous punir ou de vous récompenser.

En cultivant une relation saine et consciente avec la nourriture, vous pouvez améliorer votre santé et votre bien-être. La pleine conscience, l'écoute de votre corps, l'évitement des régimes restrictifs, et la bienveillance envers vous-même sont autant d'astuces qui peuvent vous aider à cultiver une relation positive et durable avec la nourriture.

Comment éviter les distractions lors des repas

Les distractions peuvent facilement perturber notre expérience de manger en pleine conscience. Voici quelques conseils pour éviter les distractions lors des repas :

Évitez les écrans : La télévision, l'ordinateur et le téléphone portable peuvent tous causer des distractions pendant les repas. Essayez de manger dans une pièce sans télévision ou ordinateur et éteignez votre téléphone portable ou placez-le en mode silencieux pour éviter les notifications.

Trouvez un environnement calme : Les bruits forts ou les conversations bruyantes peuvent perturber votre expérience de manger en pleine conscience. Essayez de trouver un environnement calme et paisible pour manger.

Concentrez-vous sur votre nourriture : Lorsque vous mangez, essayez de vous concentrer uniquement sur votre nourriture. Évitez de faire autre chose pendant que vous mangez, comme lire, travailler ou regarder la télévision.

Prenez votre temps : Manger lentement peut vous aider à vous concentrer sur votre nourriture et à éviter les distractions. Prenez le temps de mâcher chaque bouchée et de savourer les saveurs et les textures de votre nourriture.

Pratiquez la gratitude : Avant de commencer à manger, prenez quelques instants pour réfléchir à la nourriture que vous avez devant vous et exprimez votre gratitude pour les aliments qui vous nourrissent. Cette pratique peut vous aider à vous concentrer sur votre nourriture et à éviter les distractions.

En suivant ces conseils simples, vous pouvez vous aider à éviter les distractions pendant les repas et à manger en pleine conscience. Cela peut vous aider à mieux apprécier votre nourriture, à éviter de trop manger et à améliorer votre relation avec la nourriture.

COMMENT PLANIFIER DES REPAS EQUILIBRES ET NOURRISSANTS

Dans le cadre d'une alimentation consciente et équilibrée, il est important de planifier des repas qui fournissent les nutriments nécessaires à votre corps tout en étant savoureux et satisfaisants. Voici quelques astuces pour planifier des repas équilibrés et nourrissants :

1. Priorisez les aliments riches en nutriments : Les fruits et légumes frais, les protéines maigres, les grains entiers et les graisses saines sont tous des éléments importants d'une alimentation saine et équilibrée. Essayez d'inclure une variété d'aliments riches en nutriments dans chaque repas que vous planifiez.

2. Évitez les aliments transformés : Les aliments transformés sont souvent riches en sucres et en gras, mais pauvres en nutriments essentiels. Essayez de limiter votre consommation d'aliments transformés et optez plutôt pour des aliments frais et entiers.

3. Planifiez à l'avance : Prenez le temps de planifier vos repas à l'avance pour éviter de succomber à des choix alimentaires impulsifs et peu sains. Essayez de prévoir des repas pour toute la semaine afin de vous assurer que vous avez des aliments nourrissants et équilibrés à portée de main.

4. Écoutez votre corps : Apprenez à écouter les signaux de faim et de satiété de votre corps pour vous assurer de ne pas trop manger ou de manger trop peu. Prenez le temps de manger lentement et en pleine conscience pour vous permettre de vous connecter avec votre corps et de ressentir quand vous êtes rassasié.

5. Trouvez des alternatives saines : Si vous avez des envies de sucré ou de gras, essayez de trouver des alternatives saines qui vous satisferont sans compromettre votre alimentation équilibrée. Par exemple, vous pourriez essayer des fruits frais ou des noix grillées pour satisfaire votre envie de grignoter.

En suivant ces astuces simples, vous pouvez planifier des repas équilibrés et nourrissants qui vous aideront à atteindre vos objectifs de perte de poids tout en favorisant une alimentation consciente et saine.

COMMENT CHOISIR DES ALIMENTS QUI SOUTIENNENT VOTRE SANTE ET VOTRE BIEN-ETRE

Dans le cadre de la pratique de la pleine conscience pour la perte de poids, il est important de choisir des aliments qui soutiennent votre santé et votre bien-être. Cela implique de se concentrer sur des aliments qui sont riches en nutriments, tels que les fruits, les légumes, les grains entiers, les protéines maigres et les graisses saines.
Pour choisir les aliments qui vous conviennent le mieux, il est important de vous connaître et de comprendre vos besoins nutritionnels. Vous pouvez consulter un professionnel de la santé pour obtenir des conseils sur la façon de créer un plan alimentaire qui vous convient.
Il est également important de faire des choix conscients en matière d'alimentation, en évitant les aliments transformés, riches en sucre, en sel et en graisses saturées. Vous pouvez apprendre à lire les étiquettes des aliments pour identifier les ingrédients indésirables et les ajouts inutiles.
En pratiquant la pleine conscience, vous pouvez également être plus attentif à votre consommation d'aliments et à la façon dont vous vous sentez après avoir mangé. Vous pouvez ainsi mieux comprendre comment les différents types d'aliments affectent votre corps et votre esprit, ce qui peut vous aider à faire des choix plus éclairés à l'avenir.
En fin de compte, choisir des aliments qui soutiennent votre santé et votre bien-être est un choix personnel et dépend de vos objectifs, de votre style de vie et de vos préférences alimentaires. La pratique de la pleine conscience peut vous aider à identifier les aliments qui vous conviennent le mieux et à créer un plan alimentaire équilibré et nourrissant.

COMMENT EVITER LES PIEGES COURANTS DE LA RESTAURATION RAPIDE ET DE LA MALBOUFFE

Dans notre société moderne, la restauration rapide et la malbouffe sont omniprésentes, et il peut être difficile de résister aux tentations. Cependant, en pratiquant la pleine conscience, vous pouvez apprendre à identifier les pièges courants de ces types d'aliments et à faire des choix plus sains.

Voici quelques conseils pour éviter les pièges courants de la restauration rapide et de la malbouffe :

1. Évitez les aliments riches en calories vides :
Les aliments riches en calories vides, tels que les boissons gazeuses, les bonbons, les frites et les hamburgers gras, sont souvent très peu nutritifs et peuvent contribuer à la prise de poids. Essayez de limiter votre consommation de ces aliments ou de les remplacer par des options plus saines et riches en nutriments.

2. Planifiez à l'avance :
Si vous savez que vous serez en déplacement ou que vous n'aurez pas le temps de cuisiner, planifiez à l'avance en emportant des collations et des repas sains. Vous pouvez également rechercher à l'avance les options alimentaires les plus saines dans les restaurants et les fast-foods pour éviter d'être tenté par les options moins saines.

3. Soyez conscient de vos portions :
Les portions servies dans les restaurants et les fast-foods sont souvent plus grandes que ce dont vous avez réellement besoin. Essayez de diviser votre repas en deux, de partager un plat avec un ami ou de demander une boîte à emporter pour les restes.

4. Soyez attentif à vos émotions :
Il est facile de se tourner vers la malbouffe en cas d'ennui, de stress ou de tristesse. Cependant, en étant attentif à vos émotions et à vos sensations corporelles, vous pouvez identifier les moments où vous êtes le plus susceptible de manger des aliments malsains. Essayez de trouver des moyens sains de gérer vos émotions, tels que la méditation, l'exercice ou la conversation avec un ami.

En pratiquant la pleine conscience, vous pouvez être plus conscient de ce que vous mangez et de la façon dont cela affecte votre corps et votre esprit. Vous pouvez ainsi éviter les pièges courants de la restauration rapide et de la malbouffe et prendre des décisions alimentaires plus saines et plus conscientes.

Comment éviter les distractions lors des repas

Les distractions peuvent facilement perturber notre expérience de manger en pleine conscience. Voici quelques conseils pour éviter les distractions lors des repas :

Évitez les écrans : La télévision, l'ordinateur et le téléphone portable peuvent tous causer des distractions pendant les repas. Essayez de manger dans une pièce sans télévision ou ordinateur et éteignez votre téléphone portable ou placez-le en mode silencieux pour éviter les notifications.

Trouvez un environnement calme : Les bruits forts ou les conversations bruyantes peuvent perturber votre expérience de manger en pleine conscience. Essayez de trouver un environnement calme et paisible pour manger.

Concentrez-vous sur votre nourriture : Lorsque vous mangez, essayez de vous concentrer uniquement sur votre nourriture. Évitez de faire autre chose pendant que vous mangez, comme lire, travailler ou regarder la télévision.

Prenez votre temps : Manger lentement peut vous aider à vous concentrer sur votre nourriture et à éviter les distractions. Prenez le temps de mâcher chaque bouchée et de savourer les saveurs et les textures de votre nourriture.

Pratiquez la gratitude : Avant de commencer à manger, prenez quelques instants pour réfléchir à la nourriture que vous avez devant vous et exprimez votre gratitude pour les aliments qui vous nourrissent. Cette pratique peut vous aider à vous concentrer sur votre nourriture et à éviter les distractions.

En suivant ces conseils simples, vous pouvez vous aider à éviter les distractions pendant les repas et à manger en pleine conscience. Cela peut vous aider à mieux apprécier votre nourriture, à éviter de trop manger et à améliorer votre relation avec la nourriture.

Comment préparer des repas Mindful Eating à l'avance

La préparation de repas Mindful Eating à l'avance est un excellent moyen de vous assurer de consommer des aliments sains et nourrissants tout en restant fidèle à votre pratique de la pleine conscience.

Voici quelques stratégies pour vous aider à planifier et préparer des repas Mindful Eating à l'avance :

Planifiez vos repas à l'avance : Prenez le temps de planifier vos repas pour la semaine. Cela vous aidera à éviter les choix alimentaires impulsifs et malsains qui pourraient survenir lorsque vous êtes affamé et pressé.

Achetez des ingrédients sains : Faites une liste de courses et achetez des aliments frais et sains pour la semaine. Essayez d'éviter les aliments transformés et riches en calories vides.

Préparez des aliments en grande quantité : Lorsque vous cuisinez, préparez des aliments en grande quantité pour que vous ayez des restes pour les prochains repas.

Stockez des repas préparés : Utilisez des contenants de stockage pour conserver vos repas préparés au réfrigérateur ou au congélateur. Cela vous permettra d'avoir des repas sains à portée de main lorsque vous êtes pressé ou que vous manquez de temps.

Prévoyez des collations saines : Assurez-vous d'avoir des collations saines à portée de main pour éviter les choix alimentaires impulsifs. Les fruits, les légumes et les noix sont des choix sains et pratiques

En préparant des repas Mindful Eating à l'avance, vous pouvez éviter les choix alimentaires impulsifs et malsains, tout en restant fidèle à votre pratique de la pleine conscience. Cela peut également vous aider à économiser du temps et de l'argent tout en améliorant votre santé et votre bien-être.

Chapitre 5 : Les avantages de la pratique de Mindful Eating

COMMENT LA PRATIQUE DE MINDFUL EATING PEUT AIDER A PERDRE DU POIDS

La pratique de Mindful Eating peut aider à perdre du poids de plusieurs manières. Tout d'abord, en adoptant une approche consciente de la nourriture, on apprend à manger lentement et à savourer chaque bouchée. Cela permet de mieux ressentir les signaux de satiété de son corps et de s'arrêter de manger avant d'avoir trop mangé. En mangeant moins, il devient plus facile de maintenir un déficit calorique, qui est essentiel pour perdre du poids.

En outre, en cultivant une relation consciente et saine avec la nourriture, on apprend à identifier les raisons sous-jacentes à ses choix alimentaires. Par exemple, si l'on mange souvent en raison de l'ennui ou du stress, on peut apprendre à reconnaître ces émotions et à trouver des moyens plus sains de les gérer, comme la méditation ou l'exercice physique. En comprenant les raisons de nos comportements alimentaires, on peut mieux les gérer et éviter les pièges courants de la malbouffe et de la restauration rapide.

Enfin, en choisissant des aliments qui soutiennent la santé et le bien-être, comme des aliments riches en nutriments et en fibres, on peut maintenir un sentiment de satiété plus longtemps et éviter les fringales et les envies de manger malsain. Tout cela contribue à un mode de vie plus sain et équilibré, qui peut aider à perdre du poids de manière durable.

En résumé, la pratique de Mindful Eating est un outil puissant pour perdre du poids de manière durable. En adoptant une approche consciente de la nourriture, on peut mieux comprendre les signaux de son corps, identifier les raisons sous-jacentes à ses choix alimentaires et choisir des aliments qui soutiennent la santé et le bien-être.

COMMENT LA PRATIQUE DE MINDFUL EATING PEUT AMELIORER LA DIGESTION

La pratique de Mindful Eating peut améliorer la digestion de plusieurs manières. Lorsque vous mangez en pleine conscience, vous êtes plus attentif à vos signaux corporels, notamment les signaux de faim et de satiété. Cela peut vous aider à manger la quantité d'aliments dont votre corps a besoin, sans surcharger votre système digestif.

De plus, la pratique de Mindful Eating peut vous aider à ralentir votre rythme de manger et à mâcher votre nourriture plus soigneusement, ce qui peut faciliter la digestion en augmentant la surface de la nourriture exposée aux enzymes digestives. Cela peut également aider à éviter la suralimentation, qui peut causer des problèmes de digestion.

En outre, la pratique de Mindful Eating peut aider à réduire le stress, qui peut avoir un impact négatif sur la digestion. Lorsque vous êtes stressé, votre corps est plus susceptible de produire de l'acide gastrique, ce qui peut provoquer des brûlures d'estomac et des douleurs abdominales. La pleine conscience peut aider à réduire le stress en vous aidant à vous concentrer sur le moment présent et à réduire l'anxiété qui peut aggraver les problèmes de digestion.

Enfin, la pratique de Mindful Eating peut vous aider à choisir des aliments qui soutiennent la santé digestive, comme les aliments riches en fibres et en probiotiques. En mangeant en pleine conscience, vous êtes plus susceptible de choisir des aliments sains et d'écouter les signaux de votre corps pour éviter les aliments qui peuvent causer des problèmes digestifs.

COMMENT LA PRATIQUE DE MINDFUL EATING PEUT AIDER A REDUIRE LE STRESS ET L'ANXIETE

La pratique de Mindful Eating peut non seulement aider à perdre du poids et à améliorer la digestion, mais elle peut également aider à réduire le stress et l'anxiété. En effet, lorsque nous mangeons en pleine conscience, nous sommes plus conscients de nos émotions et de notre état d'esprit, et nous sommes plus en mesure de les gérer.

Lorsque nous sommes stressés ou anxieux, nous avons tendance à manger rapidement et à ne pas prêter attention à ce que nous mangeons. Cela peut entraîner une suralimentation et des choix alimentaires malsains, ce qui peut à son tour aggraver les symptômes de stress et d'anxiété. En mangeant lentement et en prêtant attention à chaque bouchée, nous pouvons réduire notre niveau de stress et d'anxiété, ainsi que notre tendance à manger trop ou à manger des aliments malsains.

De plus, la pratique de Mindful Eating peut aider à développer notre capacité à rester calme et présent dans le moment présent, même dans des situations stressantes. En cultivant cette qualité de présence, nous pouvons réduire notre niveau de stress et d'anxiété globalement, pas seulement lors des repas.

En résumé, la pratique de Mindful Eating peut être un outil puissant pour réduire le stress et l'anxiété, améliorer notre bien-être mental et physique, et nous aider à perdre du poids de manière durable. En utilisant les techniques et les conseils présentés dans ce livre, vous pouvez apprendre à manger en pleine conscience et à cultiver une relation plus saine et consciente avec la nourriture.

Comment la pratique de Mindful Eating peut améliorer la qualité de vie en général

La pratique de Mindful Eating peut améliorer la qualité de vie de différentes manières. Tout d'abord, elle peut aider à réduire les niveaux de stress et d'anxiété en apportant une conscience et une attention accrues à l'expérience de manger. En mangeant en pleine conscience, on peut développer une relation plus saine et consciente avec la nourriture, ce qui peut améliorer l'estime de soi et l'image corporelle. Cela peut conduire à une plus grande confiance en soi et à une meilleure qualité de vie.

De plus, la pratique de Mindful Eating peut aider à améliorer la digestion en favorisant une meilleure absorption des nutriments. En mangeant lentement et en mâchant bien les aliments, on peut aider le corps à digérer plus efficacement, ce qui peut aider à réduire les ballonnements et l'inconfort digestif.

Enfin, la pratique de Mindful Eating peut contribuer à améliorer les habitudes alimentaires globales, ce qui peut avoir des avantages à long terme pour la santé. En adoptant une approche plus consciente de l'alimentation, on peut développer une plus grande appréciation pour les aliments sains et nourrissants, ce qui peut conduire à une alimentation plus équilibrée et plus saine. Cela peut aider à prévenir un certain nombre de problèmes de santé, tels que l'obésité, le diabète et les maladies cardiovasculaires, et peut ainsi améliorer la qualité de vie à long terme.

Chapitre 6: Les obstacles à la pratique de Mindful Eating et comment les surmonter

LES OBSTACLES COURANTS À LA PRATIQUE DE MINDFUL EATING

La pratique de Mindful Eating peut être difficile pour certaines personnes, et il existe plusieurs obstacles courants qui peuvent empêcher de la mettre en place de manière régulière.

L'un des obstacles les plus courants est le manque de temps. Beaucoup de personnes ont des emplois du temps chargés et n'ont pas le temps de se concentrer pleinement sur leur alimentation. Cependant, en planifiant à l'avance les repas, il est possible de gagner du temps et de manger plus consciemment.

Un autre obstacle est le stress et les émotions négatives. Il peut être tentant de se tourner vers la nourriture pour se réconforter lorsqu'on se sent stressé ou triste. Cependant, en utilisant la pleine conscience, il est possible de reconnaître ces émotions et de les gérer de manière plus saine, sans recourir à la nourriture.

Les distractions peuvent également constituer un obstacle important à la pratique de Mindful Eating. Les téléphones portables, les ordinateurs et les télévisions peuvent tous détourner notre attention de l'alimentation et nous empêcher de manger consciemment. Pour éviter cela, il est recommandé de manger dans un environnement calme et sans distractions.

Enfin, l'un des obstacles les plus importants est la tentation alimentaire. Il peut être difficile de résister aux aliments gras, sucrés ou salés, en particulier lorsque ces aliments sont omniprésents dans notre environnement. Cependant, en cultivant une relation plus consciente avec la nourriture, il est possible de reconnaître ces tentations et de les gérer plus efficacement.

En somme, bien que la pratique de Mindful Eating puisse présenter certains obstacles, il est possible de les surmonter en adoptant une approche consciente et en planifiant à l'avance. En reconnaissant ces obstacles et en travaillant à les surmonter, il est possible de bénéficier des nombreux avantages de la pratique de Mindful Eating pour une vie plus saine et plus épanouissante.

Comment surmonter les tentations alimentaires

Surmonter les tentations alimentaires est l'un des défis les plus courants dans la pratique du Mindful Eating. Les tentations alimentaires peuvent être déclenchées par différentes émotions, telles que l'ennui, le stress, la tristesse ou l'anxiété. Pour surmonter ces tentations, il est important de comprendre pourquoi elles se produisent. En identifiant les émotions qui déclenchent les envies, il est possible de prendre conscience de ces sentiments et d'apprendre à y faire face de manière plus constructive.

Une autre technique pour surmonter les tentations alimentaires consiste à pratiquer la pleine conscience en mangeant. Cela signifie manger lentement et savourer chaque bouchée de nourriture. En se concentrant sur la sensation de la nourriture dans la bouche et en prenant le temps d'apprécier chaque bouchée, il est possible de ressentir plus de satisfaction et de réduire les envies de manger plus.

Il est également important de planifier des repas équilibrés et nourrissants à l'avance. Cela peut aider à éviter les tentations alimentaires en assurant que l'on a suffisamment mangé et que le corps est satisfait en termes de nutriments. En outre, il peut être utile de remplacer les aliments malsains par des aliments sains et savoureux, qui peuvent satisfaire les envies de nourriture tout en contribuant à la santé globale.

Enfin, la pratique régulière de Mindful Eating peut aider à renforcer la discipline et la résilience pour faire face aux tentations alimentaires. En apprenant à être plus conscient de ses pensées et de ses émotions, on peut mieux comprendre les facteurs qui contribuent aux envies de nourriture et développer des stratégies efficaces pour les surmonter.

COMMENT RESTER MOTIVÉ POUR CONTINUER
À PRATIQUER LA PLEINE CONSCIENCE

Pour rester motivé à pratiquer la pleine conscience dans le contexte de Mindful Eating, il est important de comprendre les avantages de cette pratique et comment elle peut améliorer votre qualité de vie. Garder ces avantages en tête peut vous aider à rester motivé et à continuer à pratiquer la pleine conscience, même lorsque cela peut sembler difficile.

Il peut également être utile de fixer des objectifs clairs et réalistes pour votre pratique de Mindful Eating. Ces objectifs peuvent être petits, comme manger lentement pendant un repas par jour, ou plus importants, comme planifier des repas Mindful Eating pour toute la semaine. Les objectifs réalistes peuvent vous aider à rester motivé et à vous donner un sentiment d'accomplissement lorsque vous les atteignez.

Une autre façon de rester motivé est de trouver un soutien social. Parlez à des amis ou à des membres de la famille de votre pratique de Mindful Eating et demandez leur soutien. Vous pouvez également rejoindre des groupes en ligne ou des communautés locales dédiées à la pratique de Mindful Eating pour vous connecter avec d'autres personnes qui partagent les mêmes objectifs et défis.

Enfin, il est important de se rappeler que la pratique de la pleine conscience est un processus. Il peut y avoir des jours où vous avez du mal à rester concentré pendant les repas ou où vous êtes tenté de céder à des comportements alimentaires malsains. C'est normal, et il est important de ne pas se décourager. Réfléchissez aux raisons pour lesquelles vous avez commencé à pratiquer la pleine conscience et rappelez-vous que chaque jour est une nouvelle opportunité de vous améliorer.

Chapitre 7 : L'importance de l'activité physique en complément de Mindful Eating

Comment l'activité physique peut aider à atteindre les objectifs de perte de poids

L'activité physique est un élément clé pour atteindre les objectifs de perte de poids en complément de la pratique de Mindful Eating. Voici quelques façons dont l'activité physique peut aider :

Brûler des calories : L'activité physique peut brûler des calories et aider à créer un déficit calorique qui est nécessaire pour perdre du poids. Augmenter le métabolisme : L'exercice régulier peut aider à augmenter votre métabolisme de base, ce qui signifie que vous brûlerez plus de calories tout au long de la journée.

Réduire la graisse corporelle : L'activité physique régulière peut aider à réduire la graisse corporelle, en particulier la graisse abdominale, qui est associée à un risque accru de maladies chroniques.

Renforcer les muscles : L'activité physique peut aider à renforcer les muscles, ce qui peut améliorer la posture, la mobilité et l'équilibre. Réduire le stress et l'anxiété : L'exercice peut aider à réduire le stress et l'anxiété, qui peuvent être des facteurs contribuant à la prise de poids.

Améliorer le sommeil : L'activité physique régulière peut améliorer la qualité du sommeil, ce qui est important pour la régulation de l'appétit et du métabolisme.

Pour obtenir les avantages de l'activité physique, il est important de trouver des activités qui vous plaisent et de les intégrer régulièrement dans votre vie. Que ce soit la marche, la course, le vélo, la natation ou le yoga, trouvez quelque chose qui vous convient et qui vous aide à maintenir votre motivation pour atteindre vos objectifs de perte de poids.

LES BIENFAITS DE L'EXERCICE SUR LA SANTÉ PHYSIQUE ET MENTALE

L'exercice physique régulier apporte de nombreux bienfaits pour la santé physique et mentale, en plus d'aider à atteindre les objectifs de perte de poids.

Sur le plan physique, l'exercice peut aider à renforcer les muscles, les os et les articulations, à améliorer la circulation sanguine, à réduire le risque de maladies cardiovasculaires, de diabète de type 2 et d'autres problèmes de santé chroniques. Il peut également aider à améliorer la qualité du sommeil, à renforcer le système immunitaire et à augmenter l'énergie et la résistance.

Sur le plan mental, l'exercice peut aider à réduire le stress et l'anxiété, à améliorer l'humeur, la confiance en soi et l'estime de soi, à augmenter la concentration et à favoriser une sensation de bien-être général.

Certaines formes d'exercice, comme le yoga et la méditation en mouvement, peuvent également aider à pratiquer la pleine conscience.

Il est recommandé de pratiquer au moins 30 minutes d'activité physique d'intensité modérée la plupart des jours de la semaine pour obtenir les bienfaits pour la santé physique et mentale. Cela peut inclure des activités telles que la marche, la course à pied, le cyclisme, la natation, l'aérobic, la danse et la musculation. Il est important de choisir une activité que l'on apprécie pour maintenir la motivation et la pratique régulière.

Comment choisir une activité physique adaptée à ses besoins et ses capacités

Choisir une activité physique adaptée à ses besoins et à ses capacités peut aider à maximiser les bénéfices de l'exercice tout en évitant les risques de blessures. Tout d'abord, il est important de tenir compte de ses objectifs et de ses préférences personnelles. Si l'objectif principal est la perte de poids, des activités aérobiques telles que la course à pied, la natation, le vélo ou la danse peuvent être privilégiées. Si l'objectif est de renforcer la musculature, des exercices de musculation tels que le levé de poids ou la pratique de la musculation peuvent être plus adaptés.

Il est également important de tenir compte de son niveau de forme physique actuel. Les débutants peuvent commencer par des activités plus légères, telles que la marche ou le yoga, pour éviter les blessures et s'adapter progressivement à l'effort physique. De plus, il est essentiel de prendre en compte les éventuelles limitations physiques, telles que les blessures ou les problèmes de santé, et de consulter un professionnel de la santé avant de commencer toute nouvelle activité physique.

Enfin, il est important de choisir une activité physique qui procure du plaisir et de la motivation. Si l'on n'aime pas courir, il est peu probable que l'on reste motivé pour continuer cette activité à long terme. Il est donc essentiel de trouver une activité physique qui convient à ses besoins et à ses préférences personnelles, de sorte que l'on puisse continuer à pratiquer régulièrement et à en retirer les bénéfices sur le long terme.

Chapitre 8: L'impact de l'environnement sur nos habitudes alimentaires

Comment l'environnement influence nos choix alimentaires

L'environnement peut avoir un impact important sur nos choix alimentaires, notamment en termes de disponibilité et d'accessibilité des aliments. Par exemple, un environnement où les aliments riches en matières grasses, en sucre et en sel sont omniprésents peut favoriser la consommation excessive de ces aliments. De même, un environnement où les aliments sains sont difficiles à trouver peut rendre difficile l'adoption d'une alimentation équilibrée.

Il est important de prendre conscience de l'influence de l'environnement sur nos choix alimentaires et d'essayer de l'adapter autant que possible à nos objectifs de santé. Cela peut inclure des stratégies telles que l'achat de nourriture principalement dans les rayons frais et les produits locaux au lieu de la malbouffe, la planification des repas à l'avance pour éviter les choix impulsifs et malsains, et la création d'un environnement à la maison qui favorise des choix alimentaires sains.

Il est également important de prendre en compte les influences sociales et culturelles de l'environnement sur nos choix alimentaires, telles que les habitudes alimentaires familiales, les traditions culinaires et les pressions sociales pour manger des aliments spécifiques. Il est important de trouver un équilibre entre respecter ces influences et faire des choix alimentaires qui soutiennent notre santé et notre bien-être.

Les astuces pour créer un environnement favorable à la pratique de Mindful Eating

Les astuces pour créer un environnement favorable à la pratique de Mindful Eating peuvent aider à atteindre les objectifs de perte de poids et à améliorer la qualité de vie en général. Voici quelques-unes de ces astuces :

Éliminer les distractions : Pour favoriser une alimentation en pleine conscience, il est important d'éliminer les distractions, telles que la télévision, le téléphone portable ou l'ordinateur. Cela permet de se concentrer sur les signaux de satiété et de faim envoyés par le corps.

Favoriser les aliments sains : Il est important de favoriser les aliments sains et nourrissants dans son environnement, comme des fruits et légumes frais, des noix, des graines et des aliments riches en protéines. Il est également important de limiter la présence d'aliments transformés et riches en sucre dans son environnement.

Préparer des en-cas sains à l'avance : Pour éviter de succomber à la tentation des aliments transformés et riches en sucre, il est important de préparer des en-cas sains à l'avance, tels que des fruits, des légumes ou des noix. Cela permet de satisfaire les fringales tout en évitant les aliments malsains.

Favoriser les repas faits maison : Les repas faits maison sont souvent plus sains que les repas préparés à l'extérieur, car on peut contrôler la qualité des ingrédients utilisés. Il est donc important de favoriser la préparation de repas à la maison.

Cultiver une relation positive avec la nourriture : Il est important de cultiver une relation positive avec la nourriture pour favoriser une alimentation en pleine conscience. Cela implique de prendre le temps de savourer les aliments, de se concentrer sur leur goût et leur texture, et d'apprécier le fait de nourrir son corps avec des aliments sains et nourrissants.

En suivant ces astuces, il est possible de créer un environnement favorable à la pratique de Mindful Eating, ce qui peut aider à atteindre ses objectifs de perte de poids et à améliorer la qualité de vie en général.

Comment gérer les situations sociales et les sorties au restaurant tout en pratiquant Alimentation consciente

La pratique de Mindful Eating peut être plus difficile lors des sorties au restaurant ou des situations sociales, car ces environnements peuvent être source de distractions. Pour éviter cela, il est important de planifier à l'avance et de prendre des mesures pour rester concentré sur le moment présent.

Tout d'abord, il peut être utile de consulter le menu du restaurant en ligne avant de se rendre sur place. Cela permet de prendre des décisions alimentaires éclairées et de réduire le stress lors de la commande. Il est également recommandé de demander des adaptations aux plats, comme des légumes en accompagnement plutôt que des frites, ou une sauce à part plutôt qu'arrosée sur le plat.

Pendant le repas, il est important de prendre le temps de savourer chaque bouchée et de se concentrer sur les sensations gustatives et physiques. Évitez de vous laisser distraire par les conversations ou les autres activités. Prenez des pauses entre chaque bouchée pour vous permettre de vous connecter avec votre corps et vos sensations.

Enfin, ne vous sentez pas obligé de terminer votre assiette si vous vous sentez rassasié. Écoutez les signaux de satiété de votre corps et arrêtez de manger lorsque vous en ressentez le besoin, même si cela signifie laisser de la nourriture dans votre assiette.

En somme, il est possible de pratiquer Mindful Eating lors des sorties au restaurant et des situations sociales en prenant des mesures pour éviter les distractions, en se concentrant sur les sensations et en écoutant les signaux de satiété de son corps.

Chapitre 9: Les bienfaits à long terme de la pratique de Mindful Eating

Comment la pratique de Mindful Eating peut améliorer la relation avec la nourriture à long terme

La pratique de Mindful Eating peut aider à améliorer la relation avec la nourriture à long terme de plusieurs façons. Tout d'abord, elle peut aider à mieux comprendre ses propres sensations alimentaires, telles que la faim, la satiété et la satisfaction. Cela peut conduire à des choix alimentaires plus équilibrés et satisfaisants.

En outre, la pratique de Mindful Eating peut aider à réduire la tendance à manger en réponse à des émotions négatives, telles que le stress ou l'ennui. Au lieu de chercher à combler un vide émotionnel avec de la nourriture, la pleine conscience peut aider à identifier les sentiments sous-jacents et à les gérer de manière plus constructive.

En pratiquant Mindful Eating, il est également possible de se débarrasser des croyances restrictives liées à la nourriture, telles que la culpabilité ou la honte associées à certains aliments. En comprenant mieux ses propres besoins nutritionnels et en accordant une attention particulière à ses expériences alimentaires, on peut apprendre à apprécier une grande variété d'aliments sans ressentir de stress ou d'anxiété.

Enfin, la pratique de Mindful Eating peut aider à développer une relation plus positive avec son corps. En se concentrant sur les sensations alimentaires et en prenant le temps de savourer les aliments, on peut apprendre à apprécier son corps pour ce qu'il est et à se libérer des idées préconçues liées à l'apparence physique.

En somme, la pratique de Mindful Eating peut aider à transformer la relation avec la nourriture en une expérience positive et nourrissante, à long terme.

Comment maintenir une alimentation équilibrée et une pratique de Mindful Eating à long terme

Maintenir une alimentation équilibrée et une pratique de Mindful Eating à long terme peut être un défi, mais c'est essentiel pour améliorer la santé et le bien-être à long terme. Pour y parvenir, il est important de développer une routine saine qui est réaliste, agréable et adaptable à la vie quotidienne.

Tout d'abord, il est important de se concentrer sur l'équilibre de l'alimentation. Cela signifie inclure une variété de nutriments dans chaque repas, y compris des légumes, des fruits, des grains entiers, des protéines maigres et des graisses saines. Évitez les régimes restrictifs ou drastiques qui peuvent entraîner des carences nutritionnelles et une relation malsaine avec la nourriture.

Ensuite, planifiez vos repas à l'avance. Cela peut aider à éviter les choix alimentaires impulsifs ou malsains lorsque vous êtes pressé ou fatigué. Prenez le temps de faire une liste de courses et de préparer des repas sains en avance pour la semaine.

Pratiquer la pleine conscience lors des repas est également important pour maintenir une alimentation équilibrée à long terme. Prenez le temps de manger lentement et de savourer chaque bouchée, en prêtant attention aux signaux de satiété de votre corps. Évitez de manger en regardant la télévision, en lisant ou en travaillant, car cela peut entraîner une suralimentation et une relation malsaine avec la nourriture.

Enfin, trouvez des moyens de rester motivé et engagé dans votre pratique de Mindful Eating à long terme. Rejoignez un groupe de soutien, trouvez un partenaire de randonnée ou d'exercice, ou trouvez d'autres moyens de rester responsable et de garder la motivation. Se rappeler les avantages de la pratique de Mindful Eating, tels que la réduction du stress et l'amélioration de la santé physique et mentale, peut également aider à maintenir l'engagement à long terme.

Les bénéfices pour la santé physique et mentale à long terme

La pratique de Mindful Eating peut offrir des bénéfices pour la santé physique et mentale à long terme. Tout d'abord, elle peut aider à maintenir un poids stable et sain, ce qui réduit les risques de maladies liées à l'obésité telles que le diabète de type 2, les maladies cardiaques et certains types de cancer. De plus, la pratique de Mindful Eating peut aider à réduire le stress, l'anxiété et la dépression en favorisant la conscience de soi et en apprenant à gérer ses émotions face à la nourriture.

En pratiquant régulièrement la pleine conscience lors des repas, on peut également développer une relation plus saine et positive avec la nourriture, ce qui peut conduire à des choix alimentaires plus sains et équilibrés à long terme. En apprenant à écouter les signaux de notre corps, nous pouvons mieux comprendre nos besoins en matière de nourriture et prendre des décisions plus éclairées sur ce que nous mangeons.

Enfin, la pratique de Mindful Eating peut contribuer à améliorer la qualité de vie globale. En apprenant à ralentir et à savourer les aliments, on peut trouver plus de satisfaction dans les repas et ressentir un plus grand sentiment de bien-être général. En développant une conscience accrue de nos habitudes alimentaires et de notre relation avec la nourriture, nous pouvons également développer une meilleure estime de soi et une plus grande confiance en nous-mêmes.

Chapitre 10: Des recettes et des exemples de repas Mindful Eating

Des exemples de repas Mindful Eating pour différentes situations (repas rapides, repas en famille, repas de fête, etc.)

La pratique du Mindful Eating peut être adaptée à différents types de repas et situations. Voici des exemples de repas Mindful Eating pour différentes situations :

Repas rapides : Même lorsque nous avons peu de temps, il est important de prendre le temps de savourer les aliments. Pour un repas rapide, optez pour des aliments faciles à préparer, tels que des salades, des wraps ou des bols de quinoa ou de riz, agrémentés de légumes, de légumineuses et de protéines. Prenez une pause de quelques minutes pour manger votre repas, en vous concentrant sur les saveurs et les textures des aliments.

Repas en famille : Les repas en famille sont l'occasion de se connecter les uns aux autres. Pour un repas Mindful Eating en famille, préparez des plats à partager, tels qu'un plateau de légumes, de fruits et de noix, ou un plat principal que tout le monde peut personnaliser. Prenez le temps de discuter de vos journées, tout en étant présent et conscient de vos aliments.

Repas de fête : Les repas de fête peuvent être l'occasion de manger des aliments moins sains, mais cela ne signifie pas que vous ne pouvez pas pratiquer le Mindful Eating. Pour un repas de fête Mindful Eating, optez pour des portions plus petites des aliments que vous aimez, afin de savourer chaque bouchée. Prenez le temps de déguster les aliments et de profiter de la compagnie de vos proches.

Repas au restaurant : Manger au restaurant peut être un défi pour le Mindful Eating, car il peut être difficile de savoir ce que contiennent les aliments et de contrôler les portions. Pour un repas Mindful Eating au restaurant, choisissez des aliments sains et équilibrés, tels que des salades, des poissons grillés ou des légumes cuits à la vapeur. Demandez à ce que les sauces soient servies à part, afin que vous puissiez contrôler la quantité que vous consommez. Prenez le temps de manger lentement et de profiter de chaque bouchée.

Repas en solo : Manger seul peut être un défi pour certaines personnes, car cela peut être une tentation pour manger rapidement ou manger des aliments moins sains. Pour un repas Mindful Eating en solo, prenez le temps de préparer un repas équilibré, qui comprend des légumes, des protéines et des glucides sains. Asseyez-vous et concentrez-vous sur les saveurs et les textures des aliments. Utilisez ce moment pour vous connecter avec vous-même et vos besoins en alimentation.
En pratiquant le Mindful Eating lors de différents types de repas et de situations, vous pouvez vous connecter avec les aliments que vous mangez et en profiter pleinement.

Comment adapter ses propres recettes pour les rendre plus compatibles avec la pratique de Mindful Eating

La pratique de Mindful Eating implique une attention particulière à ce que nous mangeons, ainsi qu'à la façon dont nous mangeons. Cela peut impliquer des ajustements à nos habitudes alimentaires, y compris la façon dont nous préparons et cuisinons nos repas.

Voici quelques astuces pour adapter vos recettes et les rendre plus compatibles avec la pratique de Mindful Eating :

Choisissez des ingrédients frais et sains : Choisissez des ingrédients frais et sains, comme des légumes, des fruits, des céréales complètes et des protéines maigres, pour préparer vos repas. Évitez les aliments transformés et riches en calories vides.

Utilisez des épices et des herbes fraîches pour la saveur : Utilisez des épices et des herbes fraîches pour donner de la saveur à vos plats au lieu d'ajouter des sauces riches en calories.

Optez pour des méthodes de cuisson saines : Utilisez des méthodes de cuisson saines, comme la cuisson à la vapeur, la cuisson au four, la poêle ou le grill, au lieu de la friture.

Réduisez les quantités de sel et de sucre : Réduisez la quantité de sel et de sucre dans vos recettes en utilisant des alternatives saines, comme le miel ou le sirop d'érable, pour sucrer vos plats, et des épices pour remplacer le sel.

Portez attention aux portions : Respectez les portions recommandées pour chaque aliment afin de ne pas trop manger.

Évitez les distractions : Évitez de regarder la télévision ou d'utiliser votre téléphone pendant la préparation des repas pour vous concentrer sur le processus de cuisson et sur les saveurs de vos ingrédients.

Mangez lentement et savourez : Prenez le temps de manger lentement et de savourer chaque bouchée, en portant attention aux saveurs, aux textures et à la façon dont votre corps réagit à la nourriture.

En adaptant vos recettes pour qu'elles soient plus compatibles avec la pratique de Mindful Eating, vous pouvez profiter pleinement de vos repas tout en prenant soin de votre corps et de votre esprit.

LES MYTHES COURANTS SUR LA PERTE DE POIDS

La perte de poids est un sujet complexe et il y a beaucoup de mythes qui circulent à son sujet. Voici quelques-uns des mythes les plus courants sur la perte de poids :

Les régimes miracles : Il y a beaucoup de régimes qui promettent des résultats miraculeux en peu de temps, mais la plupart sont inefficaces à long terme. La clé pour perdre du poids de manière durable est de modifier son mode de vie et d'adopter des habitudes alimentaires saines et équilibrées.

Les calories sont tout ce qui compte : Bien que les calories soient importantes, la qualité des aliments que l'on consomme est tout aussi importante. Il est préférable de consommer des aliments entiers et naturels qui apportent des nutriments essentiels plutôt que des aliments transformés qui sont riches en calories vides.

Les graisses sont mauvaises : Les graisses sont un macronutriment essentiel pour le corps et il est important de les inclure dans son alimentation de manière équilibrée. Les graisses insaturées, telles que les acides gras oméga-3 et oméga-6, sont particulièrement importantes pour la santé.

Les glucides sont mauvais : Les glucides sont un autre macronutriment important pour le corps. Il est important de consommer des glucides complexes, tels que les légumes, les fruits et les céréales complètes, plutôt que des glucides raffinés, tels que les sucres ajoutés et les produits de boulangerie.

Il faut éviter les snacks : Les collations peuvent être une partie importante d'une alimentation équilibrée. Il est important de choisir des collations saines et nutritives, telles que des fruits, des noix ou des légumes.

Les régimes à la mode sont efficaces : Il y a toujours des régimes à la mode qui circulent, mais la plupart sont inefficaces à long terme. Il est préférable de choisir une alimentation saine et équilibrée à long terme plutôt que de suivre des régimes à court terme.

Il faut se priver pour perdre du poids : Se priver de nourriture peut entraîner des problèmes de santé mentale et physique à long terme. Il est préférable de trouver un équilibre entre manger des aliments sains et équilibrés et se faire plaisir de temps en temps.

Les réalités de la perte de poids et comment les aborder avec la pratique de Mindful Eating

La perte de poids est un sujet qui intéresse beaucoup de personnes, mais il y a souvent des mythes et des idées fausses qui circulent sur le sujet. Il est important de comprendre les réalités de la perte de poids pour pouvoir l'aborder de manière efficace et saine avec la pratique de Mindful Eating.

Tout d'abord, il est important de comprendre que la perte de poids est un processus complexe qui peut être influencé par de nombreux facteurs différents, notamment l'alimentation, l'activité physique, le sommeil, le stress, le métabolisme et les hormones. Il n'y a pas de solution miracle pour perdre du poids, et les régimes stricts et les méthodes drastiques ne sont généralement pas durables à long terme.

La pratique de Mindful Eating peut être un outil utile pour aborder la perte de poids de manière saine et réaliste. Au lieu de se concentrer sur des objectifs de perte de poids à court terme, la pleine conscience peut aider à développer une relation plus saine avec la nourriture et à adopter des habitudes alimentaires plus équilibrées et durables à long terme.

Il est également important de comprendre que tout le monde a un poids naturel qui est déterminé par des facteurs génétiques et environnementaux. Perdre du poids au-delà de ce poids naturel peut être difficile et insoutenable. Il est important de se concentrer sur une alimentation saine et une activité physique régulière plutôt que sur un chiffre sur la balance.

Enfin, il est important de comprendre que la perte de poids ne doit pas être la seule mesure de la santé. Les bienfaits de la pratique de Mindful Eating sur la santé physique et mentale peuvent être nombreux, même sans une perte de poids significative. En adoptant une approche globale de la santé, on peut améliorer sa qualité de vie à long terme.

Comment gérer les plateaux de perte de poids

La perte de poids est un processus long et parfois difficile. L'un des défis les plus courants est le plateau de perte de poids, où malgré les efforts, la perte de poids ralentit ou s'arrête complètement. Cela peut être décourageant et démotivant, mais il y a des moyens de surmonter les plateaux de perte de poids.

Tout d'abord, il est important de comprendre que les plateaux de perte de poids sont normaux et qu'ils se produisent généralement lorsque votre corps s'adapte à un nouveau régime alimentaire ou à une nouvelle routine d'exercice. Pour surmonter un plateau de perte de poids, il est important de rester motivé et de ne pas abandonner.

Une façon de surmonter un plateau de perte de poids est de revoir votre régime alimentaire. Peut-être que vous avez atteint un point où vous avez besoin de réduire vos calories ou d'augmenter votre consommation de protéines pour continuer à perdre du poids.

Cependant, il est important de ne pas trop restreindre votre alimentation, car cela peut causer des fringales et des rechutes. Il est également important de diversifier votre routine d'exercice.

Essayez de nouvelles activités physiques pour stimuler votre corps et briser la routine. Si vous ne pouvez pas faire d'exercice régulier en raison de blessures ou de problèmes de santé, essayez des activités douces comme le yoga ou la marche.

Il est également important de prendre soin de votre bien-être mental et émotionnel. Les émotions négatives peuvent entraîner une alimentation émotionnelle, ce qui peut ralentir la perte de poids. Pratiquer la pleine conscience, la méditation et la gestion du stress peuvent vous aider à rester concentré sur vos objectifs de perte de poids et à surmonter les plateaux.

Enfin, il est important de se rappeler que la perte de poids n'est pas toujours linéaire. Il y aura des hauts et des bas, mais il est important de rester concentré sur vos objectifs à long terme. La pratique de Mindful Eating peut aider à cultiver une relation positive avec la nourriture et à surmonter les défis de la perte de poids.

DES IDÉES DE RECETTES ÉQUILIBRÉES ET SAINES

Voici des idées de recettes équilibrées et saines :

Salade d'épinards : Mélangez des épinards frais, des tomates cerises, des oignons rouges, des tranches de concombre et des noix de cajou grillées. Assaisonnez avec une vinaigrette maison à base de vinaigre balsamique, d'huile d'olive, de miel et de moutarde de Dijon.

Riz brun et légumes : Faites cuire du riz brun, puis ajoutez des légumes frais ou surgelés tels que des poivrons, des carottes, des champignons et des oignons. Assaisonnez avec du sel, du poivre et des herbes fraîches comme du basilic ou du persil.

Poulet grillé avec légumes rôtis : Faites mariner des poitrines de poulet dans une marinade de votre choix, puis faites-les griller. Pendant ce temps, faites rôtir des légumes tels que des courgettes, des poivrons et des oignons au four. Servez le poulet avec les légumes rôtis.

Saumon grillé avec riz et légumes : Faites cuire du saumon sur un gril ou dans une poêle antiadhésive, puis servez-le avec du riz brun et des légumes cuits à la vapeur tels que des brocolis ou des haricots verts.

Buddha bowl : Dans un bol, disposez une portion de riz brun, des légumes cuits ou crus tels que des carottes râpées, du chou kale, des tomates cerises, des avocats et des graines de tournesol grillées. Ajoutez une protéine comme des pois chiches grillés ou du tofu.

Chili végétarien : Faites cuire des légumes comme des poivrons, des oignons, des champignons et des courgettes dans une casserole. Ajoutez du chili en poudre, des tomates en dés et des haricots rouges en conserve. Laissez mijoter jusqu'à ce que les légumes soient tendres et servez avec du riz brun.

Salade de quinoa : Faites cuire du quinoa selon les instructions sur l'emballage. Mélangez-le avec des légumes tels que des concombres, des poivrons, des tomates cerises et de la coriandre fraîche. Ajoutez une vinaigrette à base de jus de citron, d'huile d'olive et de miel.

Ces idées de recettes sont faciles à préparer et fournissent des nutriments essentiels pour une alimentation saine et équilibrée.

Quelques exemples d'exercices physique complet

Voici quelques exemples d'exercices physiques complets qui sollicitent plusieurs groupes musculaires et peuvent être pratiqués à la maison ou en salle de sport :

Burpees : Cet exercice consiste à effectuer une combinaison de squat, de planche, de pompe et de saut. Il sollicite l'ensemble du corps et permet de travailler la force, l'endurance et la coordination.

Mountain climbers : Cet exercice est similaire aux fentes, mais il est plus dynamique et permet de travailler l'ensemble des muscles des jambes, des abdominaux et des bras. Il sollicite également le système cardiovasculaire.

Corde à sauter : La corde à sauter est un exercice cardiovasculaire qui permet de brûler des calories, d'améliorer la coordination et la souplesse. C'est un exercice idéal pour les débutants, car il est facile à réaliser et ne nécessite aucun équipement spécial.

Squats : Les squats sont un exercice polyarticulaire qui permet de travailler les quadriceps, les fessiers, les ischio-jambiers, les lombaires et les abdominaux. Ils peuvent être réalisés avec le poids du corps ou avec des charges additionnelles.

Pompes : Les pompes sont un exercice de musculation classique qui sollicite les pectoraux, les triceps, les épaules et les abdominaux. Ils peuvent être réalisés sur les genoux ou en position classique.

Jumping jacks : Les jumping jacks sont un exercice cardiovasculaire qui sollicite l'ensemble du corps. Ils permettent de brûler des calories, d'améliorer la coordination et la souplesse.

Planche : La planche est un exercice de gainage qui permet de travailler les muscles abdominaux, les lombaires, les fessiers, les épaules et les bras. Il existe plusieurs variantes de planche pour adapter la difficulté en fonction du niveau de pratique.

Ces exemples d'exercices physiques complets peuvent être combinés pour créer un programme d'entraînement complet qui permet de travailler différents groupes musculaires et d'améliorer la condition physique générale. Il est recommandé de varier régulièrement les exercices et de s'entraîner avec un professionnel pour éviter les blessures et progresser efficacement.

Programme journalier d'exercices physiques et de nutrition

Exemples de programmes complets qui combinent exercices physiques et repas équilibrés pour une journée :

JOUR 1
Petit-déjeuner : Flocons d'avoine avec des fruits frais, un yaourt et un verre de jus d'orange
Matinée : 30 minutes de yoga ou de Pilates à la maison
Déjeuner : Salade de quinoa avec des légumes grillés, du poulet et une vinaigrette légère
Après-midi : Pause de 10 minutes pour marcher à l'extérieur ou faire quelques étirements
Dîner : Saumon grillé avec une poêlée de légumes verts et une salade verte avec des noix

JOUR 2
Petit-déjeuner : Omelette aux légumes avec une tranche de pain complet et une tasse de thé vert
Matinée : 30 minutes de course à pied dans le parc local
Déjeuner : Poulet grillé avec du riz brun et des légumes frais
Après-midi : Pause de 10 minutes pour faire des étirements ou prendre une courte promenade à l'extérieur
Dîner : Steak grillé avec une salade de tomates et de concombres, ainsi qu'une purée de patates douces

JOUR 3
Petit-déjeuner : Smoothie aux fruits rouges avec des noix et une tranche de pain complet grillé
Matinée : 30 minutes de musculation à la salle de sport
Déjeuner : Wrap au poulet grillé avec des légumes et une sauce au yaourt, accompagné d'une salade de fruits frais
Après-midi : Pause de 10 minutes pour faire quelques étirements
Dîner : Poisson grillé avec des légumes grillés et du riz brun

JOUR 4
Petit-déjeuner : Smoothie aux fruits tropicaux avec des noix et une
tranche de pain complet grillé
Matinée : 30 minutes de course à pied ou de vélo à l'extérieur
Déjeuner : Wrap au saumon grillé avec des légumes frais et une sauce
au yaourt, accompagné d'une salade de fruits frais
Après-midi : Pause de 10 minutes pour faire des étirements ou prendre
une courte promenade à l'extérieur
Dîner : Brochettes de poulet grillé avec des légumes frais et du riz brun

JOUR 5
Petit-déjeuner : Omelette aux épinards et au fromage avec une tranche
de pain complet grillé et une tasse de thé vert
Matinée : 30 minutes de yoga ou de Pilates à la maison
Déjeuner : Salade de pâtes avec des légumes frais, du poulet grillé et
une vinaigrette légère
Après-midi : Pause de 10 minutes pour marcher à l'extérieur ou faire
quelques étirements
Dîner : Steak grillé avec des légumes grillés et une salade verte avec des
noix

JOUR 6
Petit-déjeuner : Yaourt grec avec des fruits frais, une cuillère de miel et
une tasse de thé vert
Matinée : 30 minutes de course à pied dans le parc local
Déjeuner : Salade de thon avec des légumes frais et une vinaigrette
légère
Après-midi : Pause de 10 minutes pour prendre une courte promenade
à l'extérieur ou faire quelques étirements
Dîner : Brochettes de crevettes grillées avec des légumes frais et du riz
brun

Boire suffisamment d'eau tout au long de la journée est essentiel pour
maintenir une bonne hydratation. Les experts recommandent de boire
au moins 1,5 à 2 litres d'eau par jour, mais cela peut varier en fonction
de votre niveau d'activité physique et de votre poids. Si vous transpirez
beaucoup pendant vos exercices, il est encore plus important de vous
hydrater régulièrement tout au long de la journée.

En ce qui concerne les portions, il est important de se rappeler que chacun a des besoins caloriques différents en fonction de son âge, de son poids, de sa taille et de son niveau d'activité physique. Si vous cherchez à perdre du poids, il peut être utile de consulter un professionnel de la santé pour déterminer la quantité de calories dont vous avez besoin pour atteindre vos objectifs de perte de poids. Cela peut vous aider à ajuster vos portions et à éviter de trop manger.

Il est également important d'adapter les repas en fonction de vos préférences alimentaires et de vos intolérances ou allergies. Si vous avez des allergies ou des intolérances alimentaires, assurez-vous de bien lire les étiquettes des aliments pour éviter les ingrédients qui pourraient déclencher des réactions. Si vous suivez un régime alimentaire particulier, assurez-vous de planifier vos repas en conséquence pour vous assurer de manger suffisamment de nutriments et de calories pour maintenir votre santé.

En ce qui concerne l'exercice physique, il est important de ne pas oublier les étirements et les temps de repos. Les étirements peuvent aider à prévenir les blessures et à améliorer votre flexibilité, ce qui peut améliorer votre performance pendant l'exercice. Vous pouvez inclure des étirements statiques, des étirements dynamiques et des étirements actifs dans votre programme d'exercice.

En ce qui concerne le sommeil et le repos, il est important de dormir suffisamment pour permettre à votre corps de récupérer de l'exercice et des activités quotidiennes. Les adultes ont généralement besoin de 7 à 8 heures de sommeil par nuit, bien que cela puisse varier en fonction des individus. De plus, il est important de planifier des périodes de repos entre les entraînements pour permettre à votre corps de récupérer et de se régénérer. Les périodes de repos peuvent aider à prévenir les blessures et à améliorer votre performance globale pendant l'exercice.

En résumé, il est important de personnaliser votre plan de repas et d'exercice en fonction de vos besoins individuels, de boire suffisamment d'eau tout au long de la journée, de faire des étirements réguliers pour prévenir les blessures et d'avoir suffisamment de sommeil et de temps de repos pour permettre à votre corps de récupérer et de se régénérer. En prenant soin de votre corps de cette manière, vous pouvez atteindre vos objectifs de santé et de bien-être de manière sûre et efficace.

CONCLUSION

RESUME DES PRINCIPAUX ENSEIGNEMENTS DU LIVRE

En résumé, ce livre a pour objectif de vous apprendre à manger en pleine conscience en vue de perdre du poids et d'améliorer votre santé mentale et physique. Vous y découvrirez les nombreux bienfaits de la pratique de la pleine conscience, notamment sur la gestion des émotions, le comportement alimentaire, la digestion, le stress et l'anxiété.

Vous apprendrez également à identifier les signaux de faim et de satiété de votre corps, à manger lentement et en pleine conscience, à savourer chaque bouchée de nourriture et à cultiver une relation saine et consciente avec la nourriture. Vous découvrirez comment planifier des repas équilibrés et nourrissants, choisir des aliments qui soutiennent votre santé et éviter les pièges courants de la restauration rapide et de la malbouffe.

En pratiquant Mindful Eating, vous apprendrez à être plus conscient de ce que vous mangez, à vous concentrer sur le moment présent et à savourer chaque expérience alimentaire. Vous développerez une meilleure relation avec la nourriture, qui vous aidera à perdre du poids de manière durable tout en améliorant votre santé globale.

Ce livre vous offre une introduction complète à la pratique de la pleine conscience pour l'alimentation, avec des conseils pratiques et des exercices que vous pouvez mettre en pratique dès maintenant pour commencer à manger de manière plus consciente et à améliorer votre santé globale.

COMMENT MAINTENIR VOTRE MOTIVATION POUR CONTINUER A PRATIQUER LA PLEINE CONSCIENCE

Maintenir sa motivation pour pratiquer la pleine conscience est crucial pour en faire une habitude durable. Dans Mindful Eating, vous avez appris à identifier les émotions qui influencent votre comportement alimentaire, à repérer les signaux de faim et de satiété de votre corps, à manger lentement et en pleine conscience, à apprécier les couleurs, les odeurs et les textures des aliments, à cultiver une relation saine et consciente avec la nourriture, à planifier des repas équilibrés et nourrissants, à choisir des aliments qui soutiennent votre santé et votre bien-être, et à éviter les pièges courants de la restauration rapide et de la malbouffe.

Maintenant, il est temps de vous concentrer sur la façon de maintenir votre motivation pour continuer à pratiquer la pleine conscience. Voici quelques conseils pratiques pour vous aider :

1. Trouvez une communauté de soutien : rejoindre une communauté de personnes partageant les mêmes idées peut vous aider à rester motivé. Vous pouvez chercher des groupes en ligne, des forums ou des clubs de lecture pour discuter de vos progrès et partager vos expériences.

2. Faites de petits changements : intégrez de petits changements dans votre vie quotidienne, comme manger plus lentement, savourer chaque bouchée et prendre des pauses entre les bouchées. Ces petits changements peuvent aider à maintenir votre engagement.

3. Soyez gentil avec vous-même : ne soyez pas trop dur avec vous-même si vous tombez dans vos anciennes habitudes de temps en temps. Acceptez que cela fasse partie du processus et reprenez simplement votre pratique de pleine conscience.

4. Fixez-vous des objectifs réalisables : définissez des objectifs réalistes et réalisables, tels que manger un repas par jour en pleine conscience ou ajouter un nouvel aliment sain à chaque repas. Cela vous aidera à rester motivé et à mesurer vos progrès.

5. Pratiquez régulièrement : pratiquez la pleine conscience régulièrement, de préférence tous les jours. La pratique régulière peut aider à renforcer votre engagement et à maintenir votre motivation.

En suivant ces conseils, vous pouvez maintenir votre motivation pour pratiquer la pleine conscience et intégrer Mindful Eating dans votre vie quotidienne.

COMMENT INTEGRER LA PRATIQUE DE MINDFUL EATING DANS VOTRE VIE QUOTIDIENNE

Félicitations ! Vous avez terminé la lecture de ce livre sur Mindful Eating et vous êtes prêt à intégrer cette pratique dans votre vie quotidienne. Mais comment y parvenir ?

Tout d'abord, il est important de rappeler que la pratique de la pleine conscience nécessite de la patience et de la persévérance. Il est peu probable que vous réussissiez à intégrer la pleine conscience dans votre vie quotidienne du jour au lendemain. Il s'agit d'un processus qui demande du temps et de la pratique régulière. N'ayez pas peur de commencer petit et de travailler progressivement.

Voici quelques étapes simples pour intégrer la pratique de Mindful Eating dans votre vie quotidienne :

1. Commencez par une seule bouchée : Avant de commencer à manger, prenez une seule bouchée de nourriture et concentrez-vous sur ses couleurs, ses odeurs et ses textures. Prenez le temps de ressentir pleinement cette bouchée avant d'en prendre une autre.

2. Éteignez les distractions : Lorsque vous mangez, éteignez la télévision, mettez votre téléphone portable de côté et concentrez-vous sur votre nourriture.

3. Prenez votre temps : Prenez le temps de mâcher chaque bouchée de nourriture lentement et savourez-la pleinement. Cela vous permettra de ressentir plus rapidement la sensation de satiété, vous évitant ainsi de trop manger.

4. Écoutez votre corps : Essayez d'être attentif aux signaux de votre corps. Si vous sentez que vous êtes rassasié, arrêtez de manger, même s'il reste de la nourriture dans votre assiette.

5. Pratiquez régulièrement : La pratique de la pleine conscience nécessite une pratique régulière pour être efficace. Essayez de consacrer quelques minutes chaque jour à la pratique de Mindful Eating.

En intégrant la pratique de Mindful Eating dans votre vie quotidienne, vous pourrez non seulement profiter de vos repas de manière plus satisfaisante, mais vous pourrez également améliorer votre santé et votre bien-être de manière générale. En pratiquant régulièrement, vous pouvez atteindre vos objectifs de perte de poids et de bien-être physique et mental.

KAMIL EDEN